BEI GRIN MACHT SICH IHR WISSEN BEZAHLT

- Wir veröffentlichen Ihre Hausarbeit, Bachelor- und Masterarbeit

- Ihr eigenes eBook und Buch - weltweit in allen wichtigen Shops

- Verdienen Sie an jedem Verkauf

Jetzt bei www.GRIN.com hochladen und kostenlos publizieren

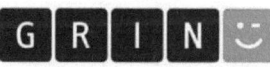

Bibliografische Information der Deutschen Nationalbibliothek:

Die Deutsche Bibliothek verzeichnet diese Publikation in der Deutschen National-
bibliografie; detaillierte bibliografische Daten sind im Internet über http://dnb.d-
nb.de/ abrufbar.

Impressum:

Copyright © 2016 GRIN Verlag
Druck und Bindung: Books on Demand GmbH, Norderstedt Germany
ISBN: 9783668528727

Dieses Buch bei GRIN:

https://www.grin.com/document/374579

Christian Biermann

E-Health. Telemedizin als Sicherung der Gesundheitsversorgung

GRIN Verlag

GRIN - Your knowledge has value

Der GRIN Verlag publiziert seit 1998 wissenschaftliche Arbeiten von Studenten, Hochschullehrern und anderen Akademikern als eBook und gedrucktes Buch. Die Verlagswebsite www.grin.com ist die ideale Plattform zur Veröffentlichung von Hausarbeiten, Abschlussarbeiten, wissenschaftlichen Aufsätzen, Dissertationen und Fachbüchern.

Besuchen Sie uns im Internet:

http://www.grin.com/

http://www.facebook.com/grincom

http://www.twitter.com/grin_com

Seminararbeit

**Sicherstellung der Versorgungsqualität von Gesundheits-
dienstleistungen unter dem Einfluss des demografischen
Wandels am Beispiel von Telemedizin**

vorgelegt an der
FOM Hochschule für Oekonomie und Management, Aachen

von: Christian Biermann

Inhaltsverzeichnis

1 Einleitung

Steigende Lebenserwartungen gehen meist mit einer Zunahme von Krankheiten einher, was die Wahrscheinlichkeit eines Anstiegs pflegebedürftiger Menschen erhöhen wird. Der demografische Wandel in Deutschland wird in den nächsten Jahren dafür sorgen, dass der Bevölkerungsanteil älterer Menschen stets zunimmt und das Gesundheitssystem demzufolge vor einige Herausforderungen stellt. Das Gesundheitswesen in Deutschland hat dieses Problem freilich längst erkannt und verschiedene Maßnahmen bereits in die Wege geleitet, um zukünftig erkrankten und pflegebedürftigen Menschen weiterhin mit möglichst besten Leistungen zur Seite zu stehen.

Diese Arbeit geht im Kontext der oben genannten Problematik der Frage nach, welche Möglichkeiten es gibt, die Herausforderungen des demografischen Wandels, mit dem speziellen Fokus auf die Gesundheitsversorgung, zukünftig zu meistern. Einen interessanten Aspekt nehmen dabei die innovativen Dienstleistungen aus dem Bereich des E-Health ein. In den folgenden Kapiteln wird nicht nur abgehandelt, wie eine Versorgung durch spezielle Gesundheitsdienstleistungen, wie AAL oder Telemonitoring, durch das Gesundheitswesen sichergestellt werden soll, sondern auch wie die Qualität dieser Dienstleistungen, hier am Beispiel von Telemedizin, gesichert werden kann. Dabei wird in dieser Ausarbeitung der demografische Wandel und die Änderung auf die Alterszusammensetzung der Gesamtbevölkerung, die Zunahme von Krankheiten und die Auswirkungen auf das Gesundheitswesen betrachtet. Desweiteren wird das Qualitätsmanagement im Gesundheitswesen kurz umschrieben, um sich anschließend mit dem Gesundheitsdienstleistungen AAL und Telemonitoring zu befassen sowie der Thematik der Sicherstellung der Versorgungsqualität von Gesundheitsdienstleistungen am Beispiel der Telemedizin nachzugehen.

Aufgrund des geringen vorgegebenen Umfangs kann in dieser Arbeit nur sehr oberflächlich auf die einzelnen Themengebiete eingegangen werden. Auch auf die Einfügung von Grafiken, Tabellen o.Ä. wurde deswegen bewusst verzichtet.

2 Demografische Entwicklung

2.1 Alterung der Bevölkerung

Der demografische Wandel in Deutschland ist gekennzeichnet durch eine schrumpfende Bevölkerung aufgrund eines seit 1972 bestehenden Geburtenrückgangs und einem zunehmenden Anteil älterer Menschen an der Gesamtbevölkerung infolge steigender Lebenserwartungen. Die heute hohen Lebenserwartungen resultieren u. a. aus einem verbesserten Lebensniveau, wie gesünderer Ernährung und verbesserter Wohnsituation, aber auch aus dem Fortschritt in der medizinischen Versorgung. Allerdings ist ein langes Leben auch individuell bestimmt, wobei genetische Faktoren oder bestimmte Lebens- und Verhaltensweisen eine Rolle spielen.[1]

Faktoren wie unterschiedlich starke Geburten- und Sterberaten vergangener Zeiträume sowie Zu- und Abwanderungen von hauptsächlich jungen Erwachsenen führen in Deutschland dazu, dass Kinder und Jugendliche weniger werden, die Gruppe der Rentner jedoch wächst.[2] Die aktuelle Zuwanderung kann dabei das Tempo und das Ausmaß der zunehmenden Alterung der Bevölkerung zwar mindern, jedoch nicht umkehren. Bis 2040 werden in Deutschland mindestens 21,5 Millionen Menschen leben, die das Alter von 67 Jahren bereits erreicht haben. Hingegen wird die Zahl der 20- bis 66-Jährigen voraussichtlich sinken, jedoch aufgrund des Wanderungssaldos weniger stark (Rückgang um ca. 7 bis 9 Millionen Menschen bis 2040).[3]

Dass die Menschen immer älter werden muss allerdings nicht als Bedrohung wahrgenommen werden. Die vielen, durch spezielle Bedürfnisse gekennzeichneten, nach der Erwerbsphase noch bevorstehenden Lebensjahre, bieten interessante Chancen für Hersteller und Dienstleister. Da eine zunehmende Alterung auch mit einer zunehmenden körperlichen und geistigen Beeinträchtigung verbunden ist, liegt hierbei der Fokus verstärkt auf den Gesundheitsdienstleistungen und der Pflege.[4]

---

[1] Vgl. Grobecker, C. u. a. (2016), S. 18; Scholz, R. (2016), S. 28 f.
[2] Vgl. Grobecker, C. u. a. (2016), S. 16.
[3] Vgl. Statistisches Bundesamt, Pressemitteilung (2016), S. 1.
[4] Vgl. Gersch, M., Liesenfeld, J. (2012), S. VII.

2.2 Zunahme von Krankheiten

Im letzten Jahrhundert hat die Zahl chronisch-degenerativer Erkrankungen deutlich zuge-nommen. Dazu zählen Herz-Kreislauf-Erkrankungen, bösartige Tumorerkrankungen oder Erkrankungen des Bewegungs- und Stützapparates, welche zwar symptomatisch behandelt, aber nicht vollständig geheilt werden können. Diese beginnen meist schon im mittleren Le-bensalter, resultieren in langen Patientenkarrieren und wirken sich sowohl auf die Leistungs-fähigkeit als auch auf die Lebensqualität der Erkrankten aus. Da derartige Erkrankungen mit einer steigenden Zahl älterer Menschen immer häufiger auftreten können, werden die Kran-kenversicherungssysteme zunehmend steigenden ökonomischen Belastungen ausgesetzt.[5]

3 Das Gesundheitswesen

3.1 Das deutsche Gesundheitswesen

Das Gesundheitswesen in Deutschland ist relativ komplex und umfasst jene Strukturen, die dazu dienen, die Gesundheit der Menschen zu erhalten und Krankheiten zu behandeln. Als mittlerweile wichtiger Wirtschaftssektor, der teilweise auch gesetzlich geregelt ist, befasst er sich mit der Nachfrage nach Gesundheitsprodukten und -dienstleistungen. Die Menschen können sich sowohl privat als auch gesetzlich versichern lassen.[6] Der Unterschied beider Ver-sicherungen liegt in den Kosten sowie den Leistungen für die Versicherten.[7] Die gesetzliche Krankenversicherung gewährt den Versicherten, im Falle einer Erkrankung, einen gesetzlich verankerten Leistungsanspruch auf ärztliche Untersuchungen und Behandlungen.[8]

Im internationalen Vergleich hat Deutschland das effizienteste beitragsfinanzierte Gesund-heitswesen mit höchster Arztdichte und Krankenhauskapazität sowie einer umfassenden Arz-neimittelversorgung. Das Gesundheitssystem ermöglicht im Falle von Krankheit Lohnfortzah-lungen und Krankengeld, die Mittelverteilung wird als fair bewertet und insgesamt sind die Deutschen mit diesem System überdurchschnittlich zufrieden.[9] Die Finanzierung des Gesund-heitswesens erfolgt hauptsächlich durch die gesetzliche Krankenversicherung (GKV), aber auch durch die gesetzliche Renten-, Unfall- und soziale Pflegeversicherung sowie durch

---

[5] Vgl. Gerber, U., von Stünzner, W. (1999), S. 20.
[6] Vgl. Gerlinger, T., Burkhardt W., Dossier (2012).
[7] Vgl. Gerlinger, T., Dossier (2014).
[8] Vgl. Gerber, U., von Stünzner, W. (1999), S. 15 f.
[9] Vgl. Weidenhammner, J., Witt, H. (2007), S. 400 ff.

Steuern, Zuzahlungen und private Krankenversicherungen.[10] Der Zugang zu stationären und ambulanten Leistungen ist uneingeschränkt und auf vergleichsweise hohem Qualitätsniveau.[11]

3.2 Qualitätmanagement im Gesundheitswesen

Während Qualitätsmanagement in anderen Wirtschaftsbereichen, hauptsächlich dem produzierenden Gewerbe, schon lange Zeit betrieben wird, gewann dies erst Anfang der 1990er Jahre im Gesundheitswesen an Bedeutung. Hier steht der Begriff Qualität vor allem mit der Gesundheit des Menschen im Zusammenhang.[12]

Qualität ergibt sich aus der Erfüllung spezifischer Anforderungen, welche durch verschieden klassifizierte Merkmale eines Produktes oder einer Dienstleistung gekennzeichnet sind. Bezogen auf ein therapeutisches Verfahren sind in diesem Zusammenhang sowohl qualitative als auch quantitative Merkmale, wie Wirksamkeit oder Sicherheit der Therapie, entscheidende Faktoren. Das Qualitätsmanagement im Gesundheitswesen zielt nun darauf ab, durch eine systematische Qualitätsplanung, -verbesserung und -sicherung, diese Anforderungen zu erfüllen. Die Qualität der Versorgung soll sich dabei an den Bedürfnissen des Patienten orientieren, unter dem Aspekt einer Veränderung oder Verbesserung seines Gesundheitszustandes.[13] Sie richtet sich dabei nicht nur auf das Ergebnis der medizinischen Versorgung, sondern impliziert alle an der Versorgung beteiligten Prozesse und Organisationsmitglieder. Die Überwachung der erbrachten Qualität wird durch das SGB V gefordert, sie unterliegt ständigen Verbesserungsanforderungen und wird letztendlich vom Kunden bewertet.[14]

Weitere Aufgaben des Qualitätsmanagements bestehen darin, sozialrechtlich normierte oder versicherungsvertraglich vorgegebene oder vereinbarte Leistungseigenschaften sicherzustellen. Die Sicherstellung dieser Eigenschaften, dessen Summe die Qualität der medizinischen Leistung ergibt, erfordert die Bewältigung der nach Avedis Donabedian zu differenzierenden Struktur-, Prozess- und Ergebnisqualität. In Deutschland existieren bereits Berichtspflichten,

---

[10] Vgl. Busse, R., Riesberg, A. (2005), S. 87.
[11] Vgl. Salfeld, R. u .a. (2008, 2009), S. 8 ff.
[12] Vgl. Ertl-Wagner, B. u. a. (2009), S. 12 ff.
[13] Vgl. Sens, B. u. a. (2007), S. 5 ff.
[14] Vgl. Vogg, I., Fleßa, S. (2011), S. 26.

um die einzelnen Qualitätsmerkmale zu bewerten. Allerdings nur für einen Teil der Leistungserbringer. Für die gesetzlichen Krankenversicherungen ist dies noch nicht der Fall.[15]

Das Qualitätsmanagement hat in den letzten Jahren einen festen Platz im Gesundheitswesen eingenommen und zielt neben der Verbesserung von Effektivität und Effizienz zunehmend auf die Bedürfnisse seiner Kunden ab. In verschiedenen Sektoren, wie z.b. Krankenhäusern und Rehabilitationseinrichtungen, ist das Qualitätsmanagement längst verpflichtend und ergänzt die schon seit längerem angewandten Methoden traditioneller Qualitätssicherung der Health Professionals (Ärzte, Pflegepersonal, usw.). Vor dem Hintergrund steigender Kosten und Ressourcenknappheit ist dies auch wichtig, um weiterhin eine hohe Versorgungsqualität zu erzielen und gute medizinische Ergebnisse zu erreichen.[16] Durch die Qualitätssicherung soll beim Patienten Vertrauen entstehen, indem die Organisation die Fähigkeit zum Erbringen von Qualität nachweist.[17]

Ein funktionierendes Qualitätsmanagement im Gesundheitswesen resultiert aus der Nutzung verschiedener Qualitätsmodelle, welche speziell darauf ausgerichtet sind, die medizinische Qualität und die Beziehung zwischen Arzt und Patient zu sichern sowie verschiedene Erwartungen der Gesetzgeber zu erfüllen.[18] Sozio-ökonomische Evaluationen und Health Technology Assessments stellen neben den gesetzlichen Grundlagen weitere Möglichkeiten der Qualitätssicherung dar, die zusätzlich auch ökonomische Wirkungen betrachten.[19]

Um Behandlungsverläufe und die medizinischen Versorgungsqualität besser beurteilen und analysieren zu können, wird durch das Wettbewerbsstärkungsgesetz (GKV-WSG) seit 2007 die Qualitätssicherung sektorenübergreifend, d.h. sowohl ambulant als auch stationär, durch Richtlinien festgelegt. Dies ermöglicht durch vorgegebene Regeln des Gemeinsamen Bundesausschusses eine einheitliche Gestaltung der Qualitätssicherung in allen Sektoren. Eine dieser Richtlinien regelt u.a. den Umgang mit patientenbezogenen Daten, um z.B. die Patienten gegen Rückverfolgungen zu schützen.[20]

---

[15] Vgl. Niehoff, J. - U. (2008), S. 8 f.
[16] Vgl. Bentlage, B. (2000), S. 7 ff.
[17] Vgl. Sens, B. u. a. (2007), S. 49.
[18] Vgl. Bentlage, B. (2000), S. 29 f.
[19] Vgl. Bentlage, B. (2000), S. 17 f.
[20] Vgl. Gemeinsamer Bundesausschuss, (2014).

3.3 Auswirkungen des demografsichen Wandels auf das Gesundheitswesen

Das deutsche Gesundheitswesen bietet im internationalen Vergleich ein vorbildliches, aber auch teures Versorgungssystem, bei dem die Versorgung und vertragsärztlich Leistung für die Versicherten frei zugänglich ist. Anpassungen aufgrund des demografischen Wandels werden jedoch unumgänglich sein. Zwar wird durch den medizinisch-technischen Fortschritt das Angebot ambulanter Versorgungsleistungen steigen, dies jedoch auch hohe Kosten entwickeln, die dann von einer wachsenden älteren Bevölkerung und weniger jüngeren erwerbstätigen Personen getragen werden müssen. Versorgungsengpässe in ländlichen sowie Überkapazitäten in städtischen Regionen (aufgrund der höheren Attraktivität für eine ärztliche Niederlassung) führen daneben jetzt schon zu unwirtschaftlichen Strukturen.[21] Auch wird durch die zunehmende Alterung der Bevölkerung die Zahl der Multimorbiden (Menschen, die an vielen Krankheiten gleichzeitig leiden[22]) und chronisch Kranken steigen, was die Entwicklung eines sektorenübergreifenden Versorgungskonzeptes nötig macht, um den Patienten ein breites Versorgungsangebot zu ermöglichen.[23]

Obwohl die ambulante Versorgung momentan auf einem noch nie erreichten Höchststand ist, gibt es in Deutschland Regionen, die mit Ärzten entweder unter- oder überversorgt sind. Hier müssen Maßnahmen getroffen werden um beiden Situationen entgegenzuwirken. Durch den Verzicht des Nachbesetzungsverfahrens wäre ein Abbau der Überversorgung möglich. In unterversorgten Regionen hingegen könnten Ärzte beispielsweise durch finanzielle Anreizsysteme dazu ermutigt werden, in dem entsprechenden Gebiet eine Praxis zu eröffnen. Eine weitere Möglichkeit zur Verbesserung der Versorgung in ländlichen und unterversorgten Regionen besteht durch den Einsatz von Telemedizin , deren Nutzung jedoch zurzeit noch aufgrund einer unausgereiften Infrastruktur schwer fällt. Der demografische Wandel und die damit verbundene zunehmende Alterung der Bevölkerung erfordern außerdem zunehmend einen Nachbesetzungsbedarf im Bereich der hausärztlichen Versorgung, um die zu erwartenden Versorgungsengpässe ländlicher Regionen auszugleichen.[24]

Auch ein zu erwartender Versorgungsengpass im Pflegebereich lässt sich jetzt schon anhand einer Vorausberechnung der Alliance-Economic-Research zeigen. Diese geht davon aus, dass bis 2050 die Zahl der pflegebedürftigen Menschen auf 1,7 Millionen steigen wird. Dem gege-

---

[21] Vgl. GKV-Spitzenverband, Positionspapier (2013), S. 6.
[22] Vgl. flexikon doccheck (o. J.)
[23] Vgl. GKV-Spitzenverband, Positionspapier (2013), S. 11.
[24] Vgl. GKV-Spitzenverband, Positionspapier (2013), S. 7 ff.

nüber werden ca. 884.410 Pflegeheimbeschäftigte stehen. Im Jahr 2005 waren es noch 677.000 Pflegebedürftige auf 546.400 Pflegende.[25]

Eine zunehmende ältere Bevölkerung und somit steigenden Krankheits- und Rehabilitations-behandlungen werden den Bedarf an ambulanten und stationären Gesundheits- und Pflege-dienstleistungen steigern. In Folge des demografischen Wandels werden die Gesundheits-dienstleistungen besonders für die kaufkraftstarke Generation 50+ an Bedeutung gewinnen. Um eine verstärkte Selbständigkeit zu gewähren und auch geeignete Rehabilitations- und Pflegedienstleistungen sicherzustellen, können innovative Technologien und Dienstleistun-gen, wie etwa Telemedizin, durch Integration in das häusliche Umfeld älterer Menschen ge-nutzt werden. Vor dem Hintergrund der Rationalisierung im Gesundheitswesen können diese technologiegestützten Dienstleistungen dann verschieden Dienstleistungsprozesse sinnvoll unterstützen und zu einer Verbesserung der Lebensumstände der Menschen führen.[26] Zu be-achten ist, dass durch den technologische Fortschritt aber auch weiterhin zunehmend höhere Kosten entstehen können, um z.B. die technischen Geräte instand zu halten.[27]

4 Gesundheitsversorgung durch E-Health

4.1 AAL-Anwendungen

Das vom Bundesministerium für Bildung und Forschung unterstützte Projekt E-Health@Home soll künftig das eigene Zuhause als neuen Gesundheitsstandort ermöglichen. Hierbei werden innovative Geschäftsmodelle betrachtet, mit dem Ziel, die häusliche Pflege und Versorgung älterer Menschen durch Telemedizin- und AAL-Services optimal zu gestal-ten.[28] Das Bundesministerium für Bildung und Forschung definiert „Ambient Assisted Li-ving" (AAL) als Produkte und Dienstleistungen, die mit Hilfe technischer Systeme vor allem ältere Menschen in ihren Alltagstätigkeiten unterstützen können, um somit die Lebensqualität zu erhöhen. Übersetzt steht AAL für Altersgerechte Assistenzsysteme.[29]

Mit AAL kann durch die Verlagerung technischer Versorgungselemente in die entsprechen-den Räumlichkeiten ermöglicht werden, dass eine sonst notwendige ambulante oder stationäre

---

[25] Vgl. Neuwirth, S., (2008), S. 126.
[26] Vgl. Shire, K.A., Leimeister J.M. (2012), S. XIII ff.
[27] Vgl. Vogg, I., Fleßa, S. (2011), S. 226.
[28] Vgl. Gersch, M., Hewing, M. (2012), S. 3.
[29] Vgl. AAL-Deutschland (2016).

ärztliche Versorgung sowie Pflege durch Angehörige oder Pflegedienste, im eigenen Zuhause verbessert oder sogar substituiert wird. Die Versorgung älterer Menschen wird so durch eine innovative, qualitative und gleichzeitig kosteneinsparende Unterstützung gewährleistet.[30] Durch die Verlagerung der Pflege und Leistungserbringung ins eigene Heim erzielt der Einsatz von AAL ein Kosteneinsparungspotenzial dadurch, dass ein möglicher stationärer Aufenthalt verzögert oder gar vermieden werden kann. Da durch die zukünftig steigende Zahl pflegebedürftiger Menschen kaum Kosteneinsparungen möglich sein werden, können AAL-Systeme so einen Beitrag dazu leisten, die ökonomischen Herausforderungen des Gesundheitswesens zu bewältigen.[31]

Um eine AAL-Anwendung zu realisieren, wird die Beteiligung mehrerer Akteure vorausgesetzt. Zum einen bedarf es einer technischen Infrastruktur, damit beispielsweise eine Kommunikation zwischen Arzt und Patient erfolgen kann. Zum anderen müssen verschiedene indikationsabhängige Anwendungsszenarien integriert und entsprechende Komponenten, wie z.B. Blutdruckmessgeräte, bereitgestellt werden. Ein Vor-Ort-Service kümmert sich dann um die Installation und regelmäßige Wartung des AAL-Systems. Diese Struktur verschiedener Aktivitäten und Geschäftsmodelle verdeutlicht die Notwendigkeit eines systematischen Zusammenschlusses von mehreren Unternehmen, um eine erfolgreiche Umsetzung von AAL-Anwendungen zu ermöglichen.[32]

4.2 Telemonitoring

Eine Möglichkeit der AAL-Anwendung zur Verbesserung der Qualität der Patientenversorgung stellt das Telemonitoring dar, welches dem Bereich der Telemedizin zugeordnet wird. Hierbei werden vom Patienten täglich eigenverantwortlich gesammelte Daten seiner Vitalfunktionen, wie beispielsweise Blutdruck oder Puls, automatisch oder manuell zum Arzt gesendet. Die Ermittlung bzw. Messung der Vitalfunktionen erfolgt mit verschiedenen medizinisch-technischen Geräten, die dem Patienten hierfür speziell zur Verfügung gestellt werden. Ziel ist es, neben einer Optimierung der Therapie, dem Patienten ein dauerhaftes Sicherheitsgefühl zu vermitteln, Krankenhausbesuche zu reduzieren und die gesundheitsbezogene Le-

---

[30] Vgl. Gersch, M., Hewing, M. (2012), S. 4 ff.
[31] Vgl. Gersch, M., Hewing, M. (2012), S. 5.
[32] Vgl. Gersch, M., Hewing, M. (2012), S. 8 ff.

bensqualität des Patienten so zu verbessern.[33] Telemonitoring lässt eine ärztliche Überwachung des Gesundheitszustandes des Patienten in seiner gewohnten häuslichen Umgebung zu und ermöglicht eine optimale Einstellung auf die benötigten Medikamente. Eine bestimmte Medikation kann im Bedarfsfall schnell und gezielt angepasst werden.[34]

Ein Beispiel für ein Telemonitoringsystem ist das vom Demografiekongress - Zukunftsforum „Langes Leben" - ausgezeichnete System „LOC.SENSE", welches von der scemtec automation GmbH entwickelte wurde. Dieses Sensor- Notrufsystem unterstützt ältere oder gesundheitlich eingeschränkten Menschen dabei, ein möglichst eigenständiges und sicheres Leben im eigenen Zuhause zu führen. Angehörige oder Mitarbeiter eines Pflegedienstes können mit Hilfe des kostengünstigen und in wenigen Minuten zu installierenden Sicherheitssystems in Notsituationen unverzüglich informiert werden.[35] Über Sensoren, die in den Räumlichkeiten der älteren Personen zu installieren sind, lassen sich spezielle Aktivitäten überwachen und auswerten. Im Falle eines Sturzes beispielsweise, wird hierdurch ein Alarmsignal zu einer entsprechenden Leitstelle gesendet und eine anschließende Versorgung eingeleitet.[36]

5 Sicherstellung der Versorgungsqualität am Beispiel von Telemedizin

Telemedizinische Lösungen stellen sowohl für den Patienten, als auch für die Krankenkasse als Kostenträger, eine attraktive und interessante Methode der medizinischen Versorgung dar. Die ständige Überwachung des Patienten und die gebotene unterstützende Funktion führt zu einer höheren medizinischen Versorgungs- und auch Lebensqualität. Krankenkassen profitieren in Folge von Kosteneinsparungen bei gleicher Versorgungsqualität und der Vermeidung erneuter stationärer Aufenthalte der Patienten, sowie einem möglichen Kundenzuwachs, wenn telemedizinische Leistungen durch den entsprechenden Kostenträger angeboten werden.[37]

Die Sicherstellung der Qualität beginnt hier schon seitens der Krankenkassen, da diese die Kosten nur dann übernehmen, wenn sich die Qualität der Versorgung durch die telemedizinische Leistung nicht verschlechtert. Um Daten über die Einsparungspotenziale und die damit verbundenen Folgen für die Versorgungsqualität zu ermitteln und aufzuzeigen, sind die Tele-

---

[33] Vgl. Helms, T.M. u. a. (2007), S. 623 ff.
[34] Vgl. Meißner, M. (2011), S. 375.
[35] Vgl. locatesolution (2011).
[36] Vgl. Gersch, M., Hewing, M. (2012), S. 21.
[37] Vgl. Ansorge, B. u. a. (2012), S. 31.

medizinanbieter von den Kostenträgern dazu angehalten, im Rahmen von Studien, auf quantitativer und qualitativer Ebene Erkenntnisse zu gewinnen und auszuwerten.[38]

Ein weiterer Anreiz für die Telemedizinanbieter, um das Qualitätsziel fortwährend im Auge zu behalten, besteht darin, das Vertrauen der Kunden zu gewinnen und zu erhalten. Der Kunde soll sich mit der angebotenen Leistung dauerhaft verbunden fühlen, um diese auch zielorientiert zu nutzen. Besonders bei einer schwierigen Nachbehandlung, z.b. nach einem Herzinfarkt, ist es umso entscheidender, dass der Patient die durch das System gebotenen Sicherheit positiv wahrnimmt und konsequent entsprechend der ärztlichen Ratschläge darauf zurückgreift.[39]

Ebenso übernimmt der betreuende Arzt eine qualitätssichernde Funktion der Versorgung, da dieser im Rahmen der telemedizinischen Leistung als erster Ansprechpartner sowie Kontrolleur der Vitalparameter des Patienten fungiert. Die Vitalparameter werden mit entsprechenden Geräten aufgezeichnet, auf eine sog. medizinische Plattform übertragen und hierüber dem betreuenden Arzt zur Kontrolle verfügbar gemacht. So überwacht der Arzt den Heilungsprozess des Patienten und kann bei einer Verschlechterung des Gesundheitszustandes den Hausarzt oder die Klinik verständigen. Unnötige Arztbesuche werden somit vermieden, ohne dass die Qualität der Kontrolle des Genesungsprozesses darunter leidet.[40]

Neben dem betreuenden Arzt sind auch weitere Personen im Kontext des Humankapitals eines Telemedizinanbieters zu erwähnen, deren Tätigkeiten einen unmittelbaren Einfluss auf die Qualität der Leistung haben. Dazu zählen u.a. Software-Entwickler, die entsprechende Software für die peripheren Geräte entwickeln und implementieren müssen, um etwa eine Kommunikation der einzelnen Geräte untereinander zu ermöglichen. Mitarbeiter mit klinischem Wissen sind notwendig, damit die benötigten Vitalparameter korrekt ermittelt und ausgewertet werden können. Auch ein erfahrener Vertriebsmitarbeiter mit einem geeigneten Vertriebsnetzwerk von Ärzten und Krankenhäusern kann einen wertvollen Beitrag zu einer qualitativ hohen Versorgung leisten.[41]

---

[38] Vgl. Ansorge, B. u. a. (2012), S. 34.
[39] Vgl. Ansorge, B. u. a. (2012), S. 36.
[40] Vgl. Ansorge, B. u. a. (2012), S. 40 ff.
[41] Vgl. Ansorge, B. u. a. (2012), S. 42

Der Verband der Elektrotechnik, Elektronik und Informationstechnik e.v. (VDE) bietet eine Prüfung eines Telemedizinanbieters auf einer ISO basierenden Anwendungsregel an. Unter dem Aspekt des Qualitätsmanagements ist hiermit eine Zertifizierung von Kliniken oder Arztpraxen, die eine telemedizinische Versorgung bereitstellen, möglich. Sowohl interne Abläufe, Hardwarekomponenten als auch der Umgang mit den sensiblen patientenbezogenen Daten wird in der ISO-Anwendungsregel festgelegt. Hierbei steht besonders der Datenschutz im Vordergrund, was den Zugang, das Management und die Archivierung der Patientendaten umfasst. Die Anforderungen an das Qualitätsmanagement telemedizinischer Dienste müssen auch aus Sicht des VDE primär auf den Patienten gerichtet sein. Mit der Anwendungsregel der VDE wird hierdurch eine standardisierte Grundlage geschaffen, mit der die Qualität der Leistung entsprechend sichergestellt werden kann.[42]

6 Fazit

Telemedizin stellt eine geeignete Methode dar, um den zukünftigen Herausforderungen des Gesundheitswesens entgegenzutreten. Neben der Verbesserung der Patientensicherheit, der medizinischen Versorgung sowie der Lebensqualität älterer Menschen, eignet sich diese Art der Gesundheitsdienstleistung um die steigenden Kosten im Gesundheitswesen, wie z.B. Kosten für stationäre Aufenthalte oder Routinekontrollen, zu reduzieren. Unter dem Aspekt zunehmender Patientenzahlen kann desweiteren auch ein effizientes Management, von z.B. herzinsuffizienten Patienten, bei begrenzten personellen und finanziellen Ressourcen ermöglicht werden.[43]

Die Qualität der telemedizinischen Versorgung ist dabei von zentraler Bedeutung, da es hierbei in erster Linie um die Gesundheit des Menschen geht. Das Qualitätsmanagement wird bei der Telemedizinkünftig einen festen Platz im Management dieser Gesundheitsdienstleistung einnehmen und schon jetzt werden Anstrengungen unternommen, sei es von den betreuenden Ärzten selbst oder technisch-wissenschaftlichen Institutionen wie dem VDE, um die Qualität der Versorgung nachhaltig sicherzustellen.

Noch scheitert es an einer geeigneten flächendeckenden Telematikinfrastruktur. Auch wird eine telemedizinische Versorgung allein nicht genügen um ausreichende Kosteinsparungen im

---

[42] Vgl. VDE, Pressemitteilung (2009).
[43] Vgl. Müller, A. u. a. (2013), S. 190.

Gesundheitswesen vor dem Hintergrund des demografischen Wandels zu realisieren.[44] Jedoch können die innovativen Methoden der Telemedizin in Zukunft dafür sorgen, einen effizienten Beitrag zur Bewältigung der Herausforderungen im Gesundheitswesen zu leisten.

---

[44] Vgl. Müller, A. u. a. (2013), S. 192.

Literaturverzeichnis

Ansorge, B., Dünnebacke, D., Dornberg, J.H., Amini, A. (2012): Möglichkeiten der Etablierung von telemedizinischen Lösungen im Gesundheitsmarkt am Beispiel des MeDiNa-Systems, in: Martin Gersch / Joachim Liesenfeld (Hrsg.), AAL- und E-Health-Geschäftsmodelle, Technologie und Dienstleistungen im demografischen Wandel und in sich verändernden Wertschöpfungsarchitekturen, Wiesbaden 2012, S. 31-42

Bentlage, B. (2000): Qualitätsmanagement im ÖGD - 3. Jahrestagung des lögd - 16. / 17.03.2000, Dortmund, Bielefeld 2001

Busse, R., Riesberg, A. (2005): Finanzierung und Ausgaben des Gesundheitssystems, in: WHO (Hrsg.), Gesundheitssysteme im Wandel – Deutschland, Kopenhagen 2005, S. 87.

Ertl-Wagner, B., Steinbrucker, S., Wagner, B.C. (2009): Qualitätsmanagement & Zertifizierung - Praktische Umsetzung in Krankenhäusern, Reha-Kliniken und stationären Pflegeeinrichtungen, Heidelberg 2009

Gerber, U., von Stünzner, W. (1999): Gesellschaftliche Rahmenbedingungen für die Entwicklung der Gesundheitswissenschaften, in: Klaus Hurrelmann (Hrsg.), Gesundheitswissenschaften, Berlin Heidelberg 1999, S. 20

Gerber, U., von Stünzner, W. (1999): Gesundheit und Krankheit als gesellschaftliches Konstrukt, in: Klaus Hurrelmann (Hrsg.), Gesundheitswissenschaften, Berlin Heidelberg 1999, S. 15-16

Gersch, M., Hewing, M. (2012): AAL-Geschäftsmodelle im Gesundheitswesen – Eine empirisch gestützte Typologie relevanter Grundtypen ökonomischer Aktivitäten zur Nutzung von Ambient Assisted Living in sich verändernden Wertschöpfungsketten, in: Martin Gersch / Joachim Liesenfeld (Hrsg.), AAL- und E-Health-Geschäftsmodelle, Technologie und Dienstleistungen im demografischen Wandel und in sich verändernden Wertschöpfungsarchitekturen, Wiesbaden 2012, S. 3-21

Gersch, M., Liesenfeld, J. (2012): Vorwort, in: Martin Gersch / Joachim Liesenfeld (Hrsg.), AAL- und E-Health-Geschäftsmodelle, Technologie und Dienstleistungen im demografischen Wandel und in sich verändernden Wertschöpfungsarchitekturen, Wiesbaden 2012, S. VII

Grobecker, C., Pötzsch, O., Sommer, B. (2016): Bevölkerung und Demografie / Bevölkerungsstand und Bevölkerungsentwicklung, in: Statistisches Bundesamt (Destatis); Wissenschaftszentrum Berlin für Sozialforschung (WZB) (Hrsg.), Datenreport 2016, Bonn 2016, S. 16-18

Helms, T.M., Pelleter, J.T., Ronneberger, D.L. (2007): Telemedizinische Betreuung chronisch herzinsuffizienter Patienten am Beispiel des telemedizinischen Patientenbetreuungs- und -schulungsprogramms „Telemedizin fürs Herz", in: Herz 2007, Jg. 32, Heft 8, S. 623-627

Meißner, M. (2011): Telemedizin: Qualität und Nutzen müssen belegt sein, in: Deutsches Ärzteblatt, Jg. 108, Heft 8, S. 375

Müller, A., Rybak, K., Klingenheben, T., Schumacher, B., Israel, C., Helms, T. M., Oeff, M., Perings, C., Sack, S., Piorkowski, C., Preissler, R., Zugck, C., Schwab, J.O. (2013): Empfehlungen zum Telemonitoring bei Patienten mit implantierten Herzschrittmachern, Defibrillatoren und kardialen Resynchronisationssystemen, in: Kardiologe, Jg. 7, Heft 3, S. 190-192

Neuwirth, S., (2008): Praxisführung: Der erste Eindruck ist prägend – Der Empfang und seine Bedeutung für die Arztpraxis, in: Deutsches Ärzteblatt, Jg. 105, Heft 9, S. 126.

Niehoff, J.-U. (2008): Gesundheitssicherung, Gesundheitsversorgung, Gesundheitsmanagement - Grundlagen, Ziele, Aufgaben, Perspektiven, Berlin 2008

Salfeld, R., Hehner, S., Wichels, R. (2008, 2009): Modernes Krankenhausmanagement - Konzepte und Lösungen, 2. Auflage, Berlin Heidelberg 2008, 2009

Scholz, R. (2016): Bevölkerung und Demografie / Demografischer Wandel: Sterblichkeit und Hochaltrigkeit, in: Statistisches Bundesamt (Destatis); Wissenschaftszentrum Berlin für Sozialforschung (WZB) (Hrsg.), Datenreport 2016, Bonn 2016, S. 28-29

Sens, B., Fischer, B., Bastek, A., Eckardt, J., Kaczmarek, D., Paschen U., Pietsch, B., Rath, S., Ruprecht, T., Thomeczek, C., Veit, C. Wenzlaff, P. (2007): Begriffe und Konzepte des Qualitätsmanagements, 3. Auflage, 2007

Shire, K.A., Leimeister J.M. (2012): Einleitung, in: Karen A. Shire / Jan Marco Leimeister (Hrsg.), Technologiegestützte Dienstleistungsinnovation in der Gesundheitswirtschaft, Wiesbaden 2012, S. XIII-XVIII

Vogg, I., Fleßa, S. (2011): Qualitätsmanagement in der ambulanten Versorgung – Leitfaden zur Einführung eines QM-Systems in Arztpraxen, Wiesbaden 2011

Weidenhammner, J., Witt, H. (2007): Wo steht das deutsche Gesundheitswesen im internationalen Vergleich?, in: Volker Schumpelick / Bernhard Vogel (Hrsg.), Was ist uns die Gesundheit wert? Gerechte Verteilung knapper Ressourcen, Freiburg u.a. 2007, S. 400-410

Internetquellen

AAL-Deutschland (2016): URL: www.aal-deutschland.de
(letzter Zugriff 14.08.2016)

flexikon doccheck (o. J.): URL: http://flexikon.doccheck.com/de/Multimorbid
(letzter Zugriff 14.08.2016)

Gemeinsamer Bundesausschuss (2014): Sektorenübergreifende Qualitätssicherung. URL: https://www.g-ba.de/institution/themenschwerpunkte/qualitaetssicherung/sektorenuebergreifend/
(letzter Zugriff 14.08.2016)

Gerlinger, T. (2014): Dossier vom 14.02.2014. URL:
http://www.bpb.de/politik/innenpolitik/gesundheitspolitik/179184/gkv-und-pkv
(letzter Zugriff 14.08.2016)

Gerlinger, T., Burkhardt, W. (2012): Dossier vom 01.03.2012. URL:
http://www.bpb.de/politik/innenpolitik/gesundheitspolitik/72547/gesundheitswesen-im-ueberblick
(letzter Zugriff 14.08.2016)

GKV-Spitzenverband (2013): Sicherstellung und Verbesserung der ambulanten Versorgung – Verteilungsgerechtigkeit in der Vergütung, Positionspapier vom 27. November 2013, S. 6 -11.
URL: https://www.gkv-spitzenverband.de/media/dokumente/presse/publikationen/GKV-SV_Positionspapier_Ambulante-Versorgung-Verguetung.pdf
(letzter Zugriff 14.08.2016)

locatesolution (2011): Fortschrittlich und ausgezeichnet: LOC Sense – die neue Generatio des Hausnotrufes. URL:http://www.locatesolution.de/newspresse/aktuelles/detail/items/fortschrittlich-

und-ausgezeichnet-loc-sens-die-neue-generation-des-hausnotrufes.html
(letzter Zugriff 14.08.2016)

Statistisches Bundesamt (2016): Pressemitteilung Nr. 21 vom 20.01.2016, S. 1. URL: https://www.destatis.de/DE/PresseService/Presse/Pressemitteilungen/2016/01/PD16_021_12421pdf.p df;jsessionid=AE2B594FDF400B4D1A2B8F04419A2B1A.cae4?__blob=publicationFile
(letzter Zugriff 14.08.2016)

VDE (2009): VDE – Verband der Elektrotechnik Elektronik Informationstechnik, Pressemitteilung Nr. 46 vom 28.04.2009, Neue VDE-Anwendungsregel für das Qualitätsmanagement in der Telemedizin. URL: https://www.vde.com/de/Verband/Pressecenter/Pressemeldungen/Fach-und-Wirtschaftspresse/Documents/2009/09-46_DKE_TeleMed_Anwendregel.pdf
(letzter Zugriff 14.08.2016)

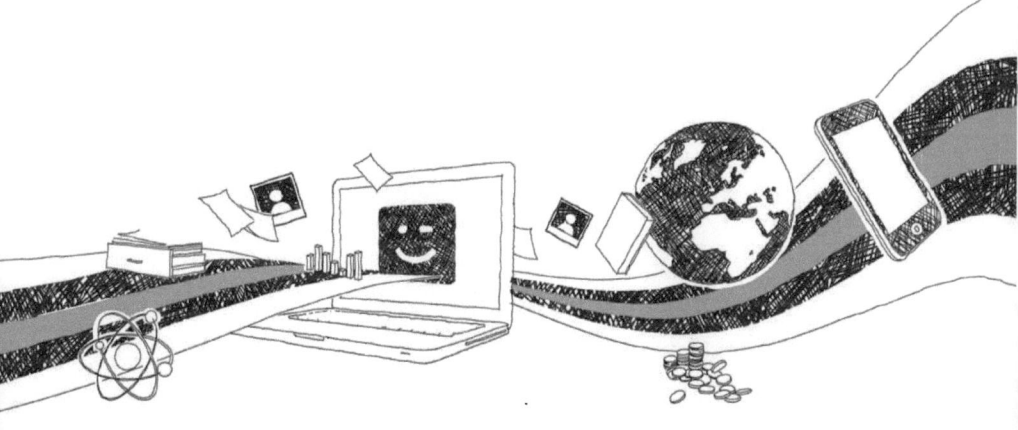
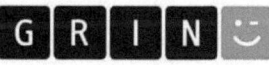